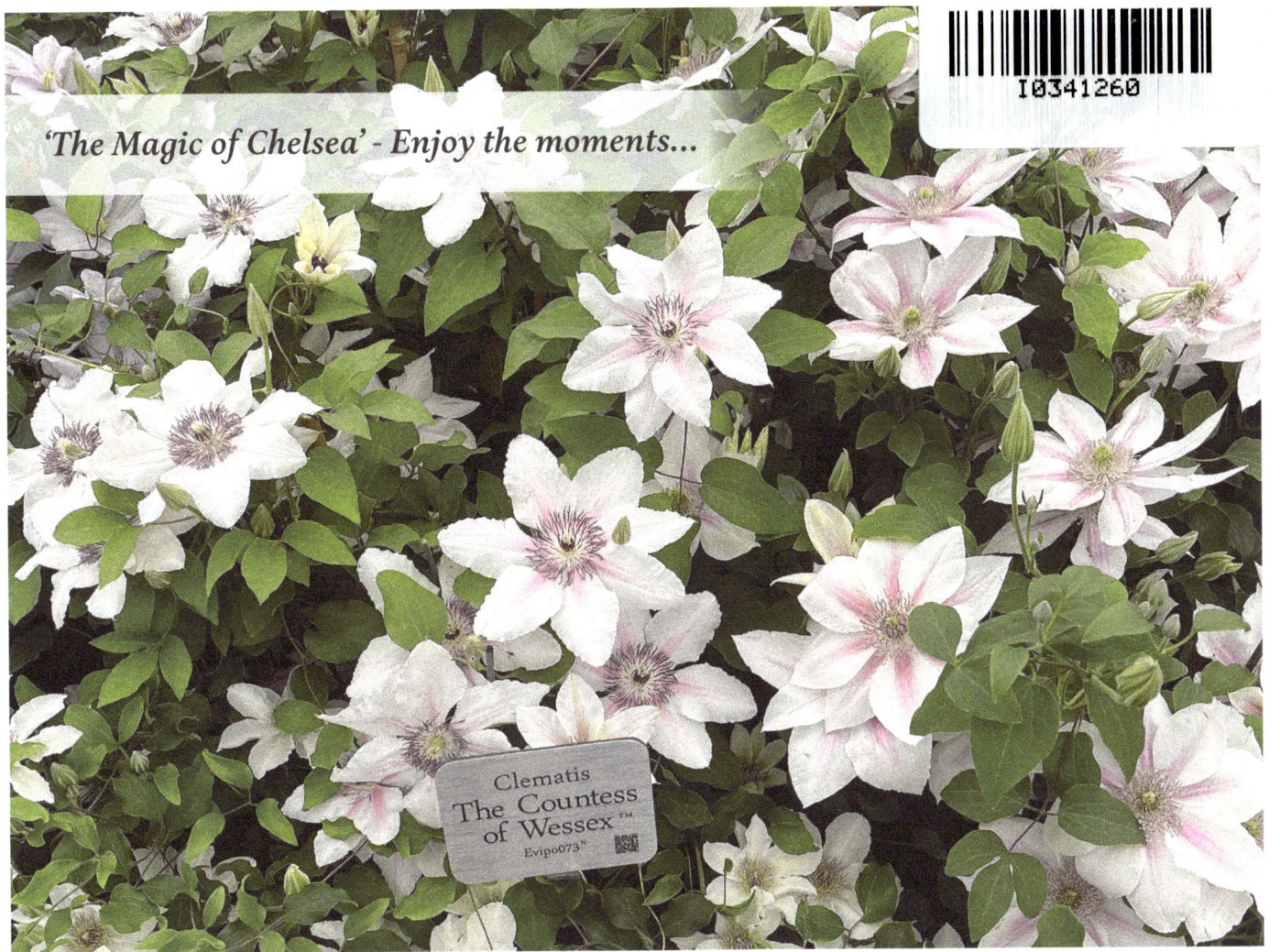

'The Magic of Chelsea' - Enjoy the moments...

Clematis The Countess of Wessex™ Evipo073N

JANUARY

MON	TUE	WED	THU	FRI	SAT	SUN
01	02	03	04	05	06	07
08	09	10	11	12	13	14
15	16	17	18	19	20	21
22	23	24	25	26	27	28
29	30	31	01	02	03	04
05	06	07	08	09	10	11

YOUR NOTES

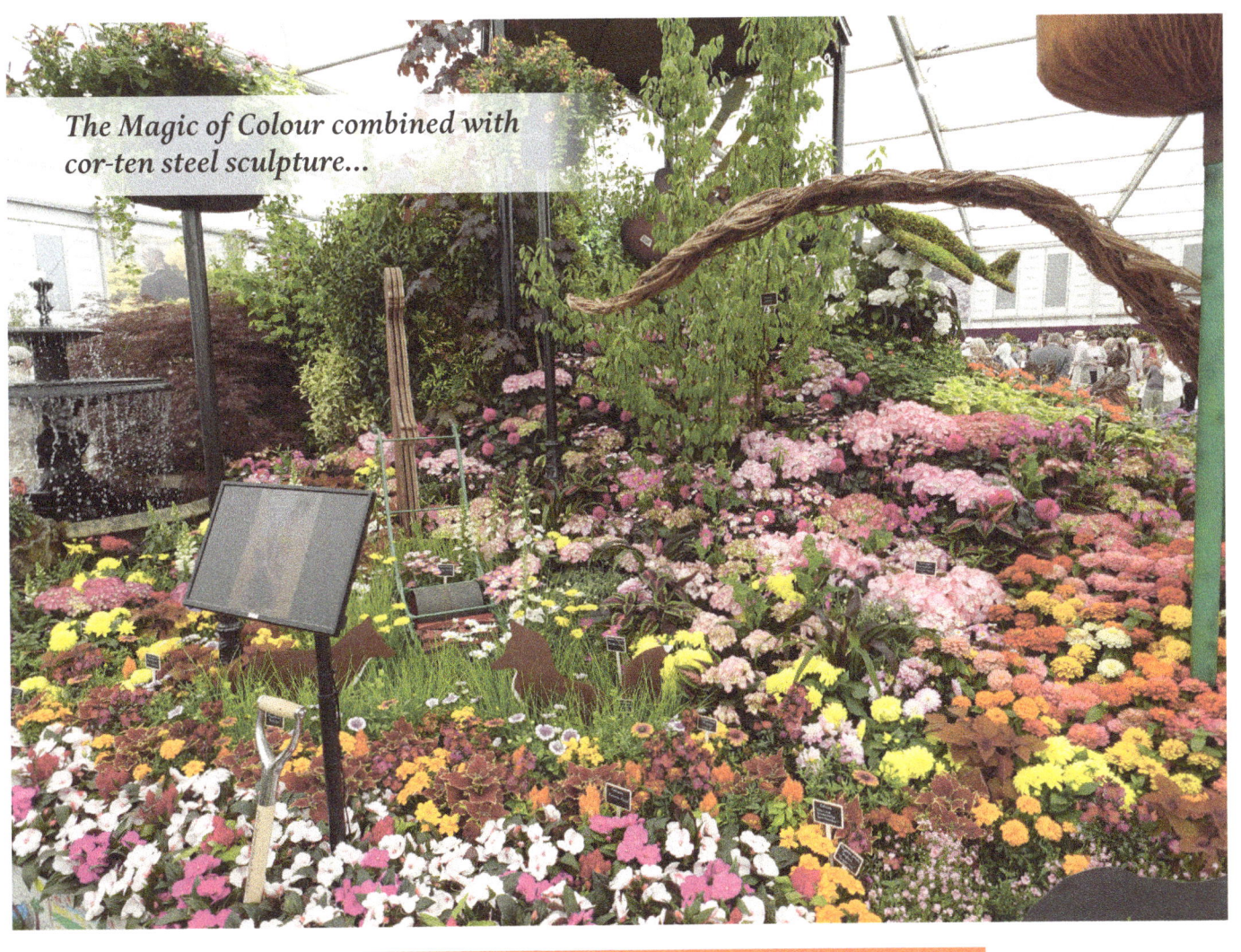

The Magic of Colour combined with cor-ten steel sculpture...

MON	TUE	WED	THU	FRI	SAT	SUN
29	30	31	01	02	03	04
05	06	07	08	09	10	11
12	13	14	15	16	17	18
19	20	21	22	23	24	25
26	27	28	29	01	02	03
04	05	06	07	08	09	10

FEBRUARY

YOUR NOTES

YOUR NOTES

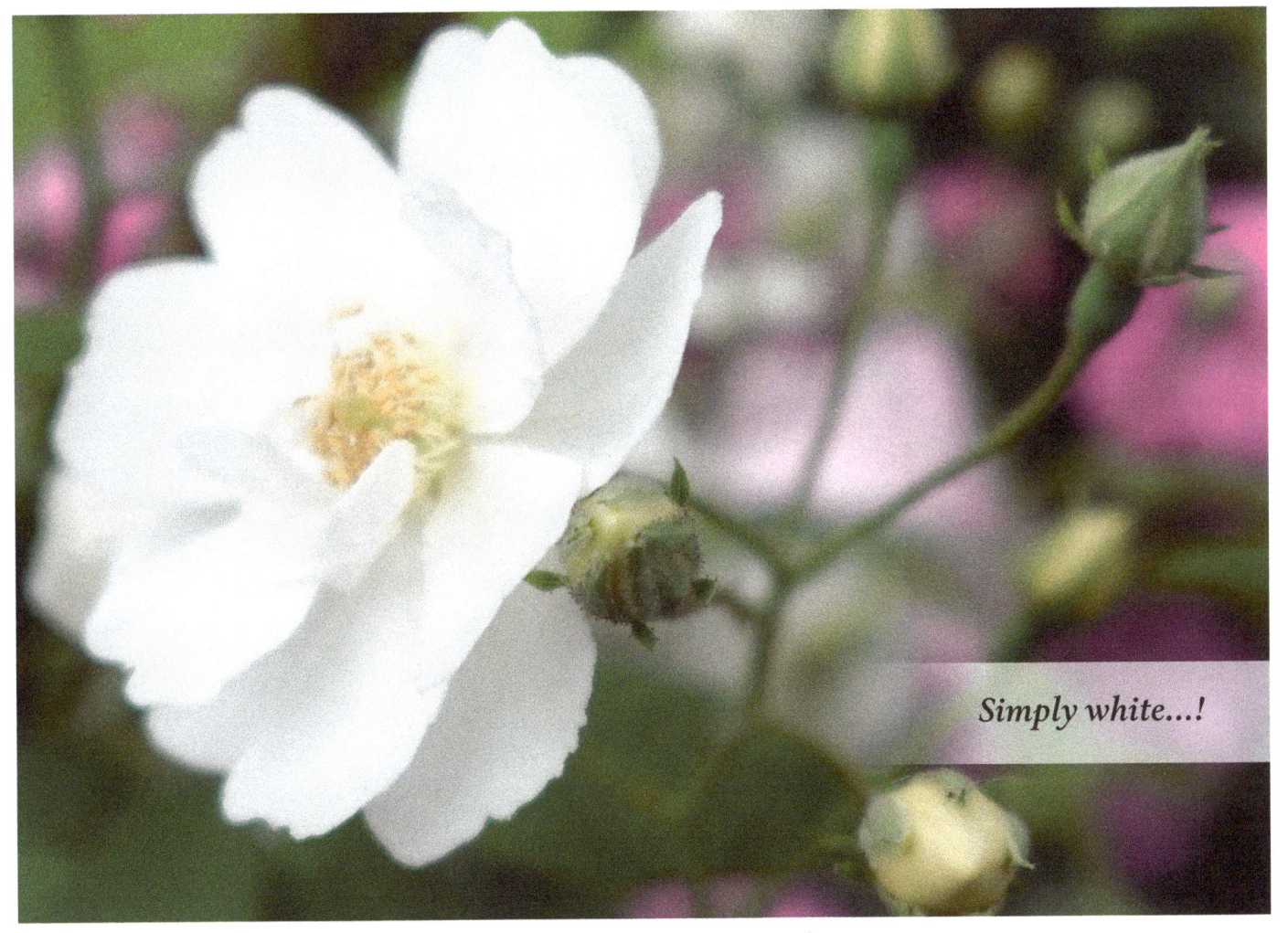

Simply white...!

MON	TUE	WED	THU	FRI	SAT	SUN
26	27	28	29	01	02	03
04	05	06	07	08	09	10
11	12	13	14	15	16	17
18	19	20	21	22	23	24
25	26	27	28	29	30	31
01	02	03	04	05	06	07

MARCH

YOUR NOTES

YOUR NOTES

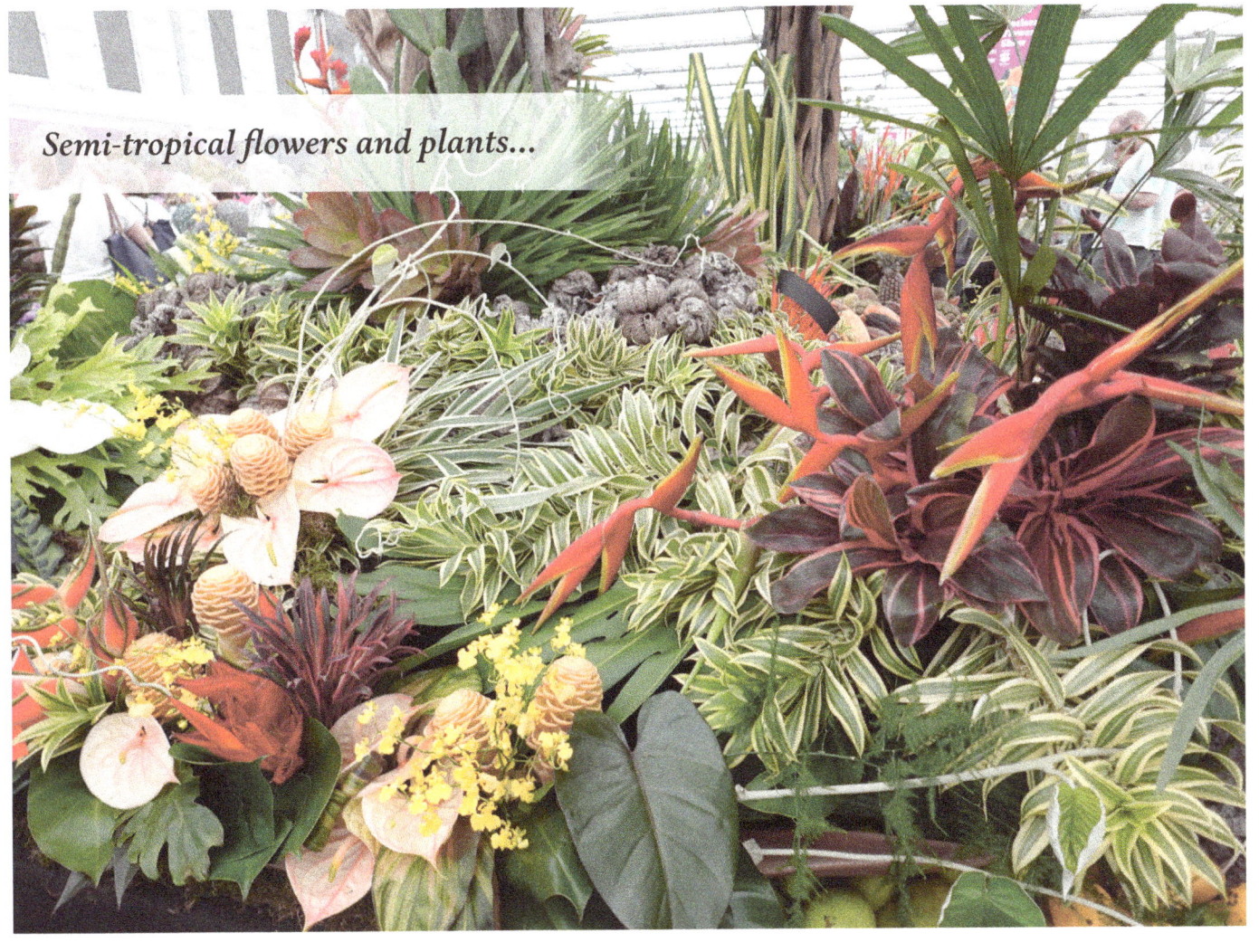

Semi-tropical flowers and plants...

MON	TUE	WED	THU	FRI	SAT	SUN
01	02	03	04	05	06	07
08	09	10	11	12	13	14
15	16	17	18	19	20	21
22	23	24	25	26	27	28
29	30	01	02	03	04	05
06	07	08	09	10	11	12

APRIL

YOUR NOTES

YOUR NOTES

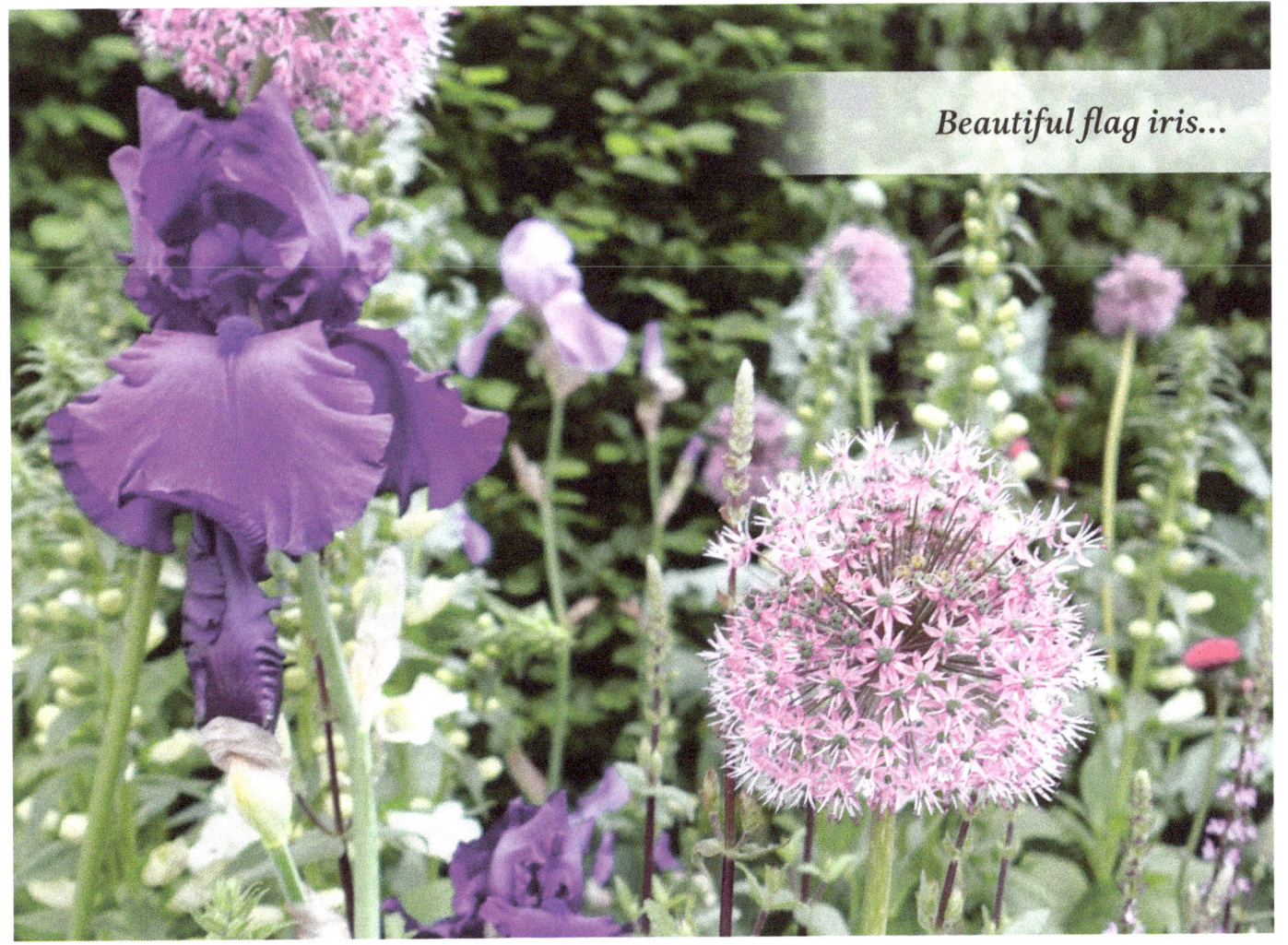

Beautiful flag iris...

MON	TUE	WED	THU	FRI	SAT	SUN
29	30	01	02	03	04	05
06	07	08	09	10	11	12
13	14	15	16	17	18	19
20	21	22	23	24	25	26
27	28	29	30	31	01	02
03	04	05	06	07	08	09

MAY

YOUR NOTES

YOUR NOTES

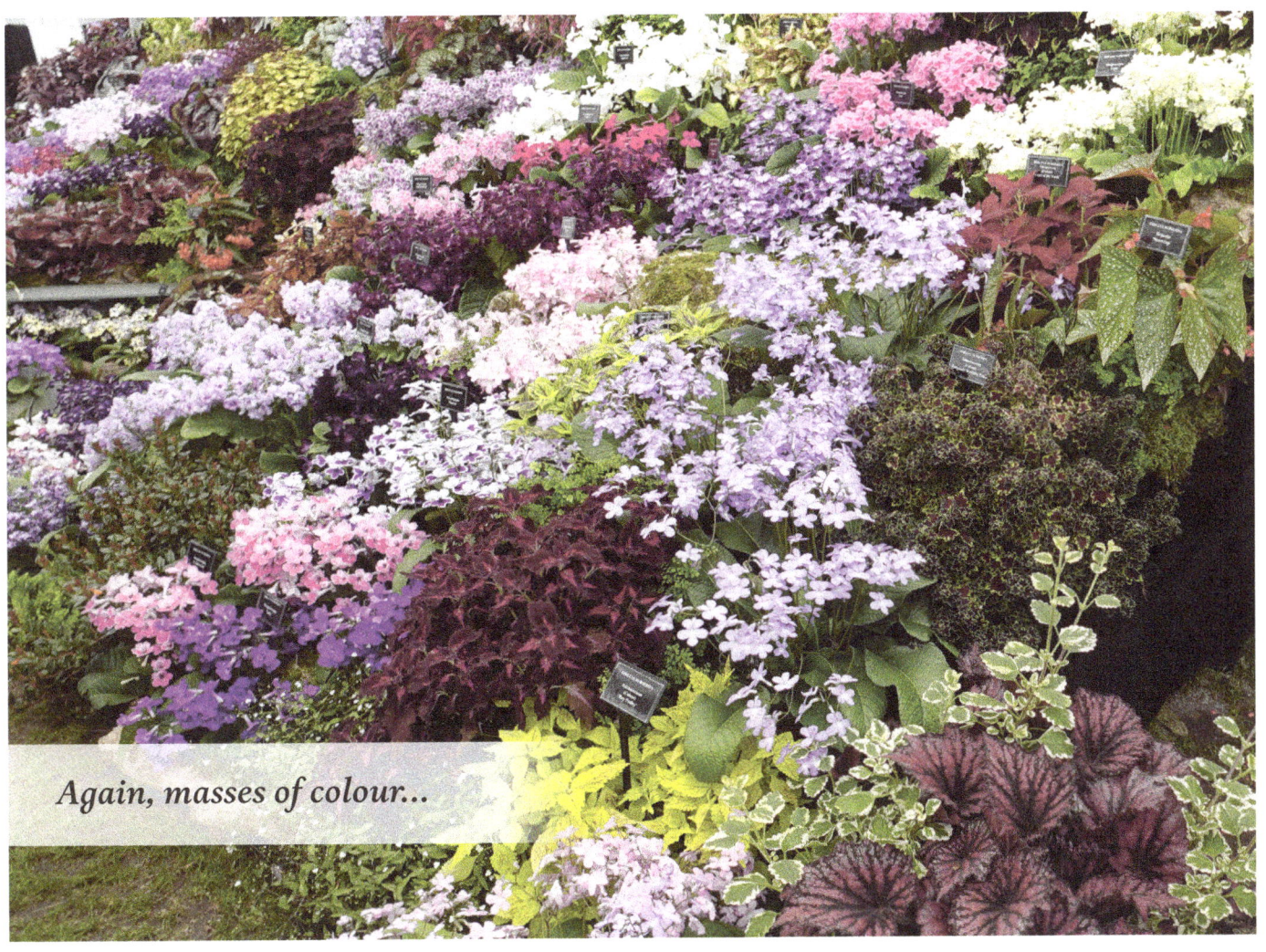

Again, masses of colour...

MON	TUE	WED	THU	FRI	SAT	SUN
27	28	29	30	31	01	02
03	04	05	06	07	08	09
10	11	12	13	14	15	16
17	18	19	20	21	22	23
24	25	26	27	28	29	30
01	02	03	04	05	06	07

JUNE

YOUR NOTES

YOUR NOTES

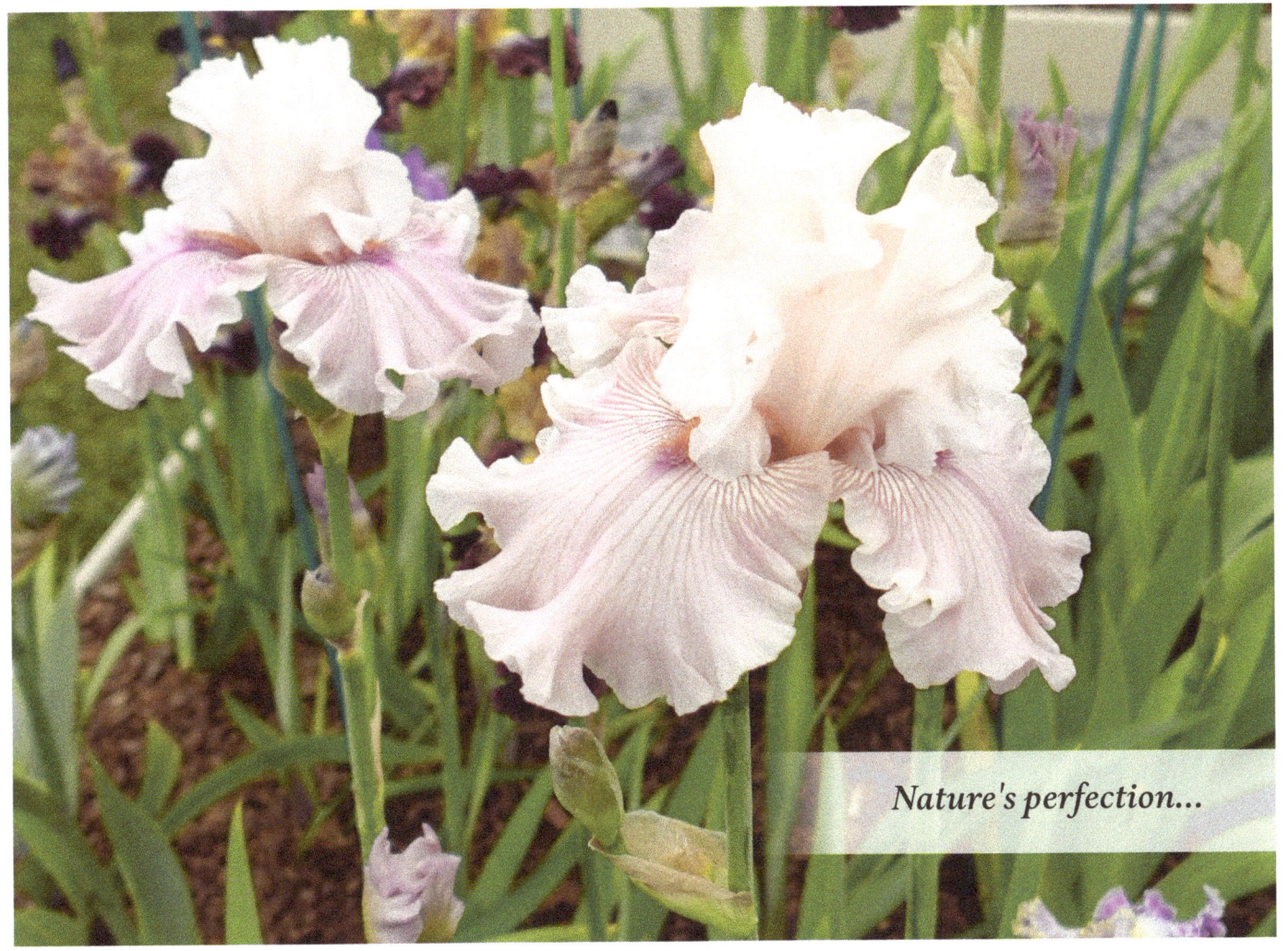

Nature's perfection...

MON	TUE	WED	THU	FRI	SAT	SUN
01	02	03	04	05	06	07
08	09	10	11	12	13	14
15	16	17	18	19	20	21
22	23	24	25	26	27	28
29	30	31	01	02	03	04
05	06	07	08	09	10	11

JULY

YOUR NOTES

YOUR NOTES

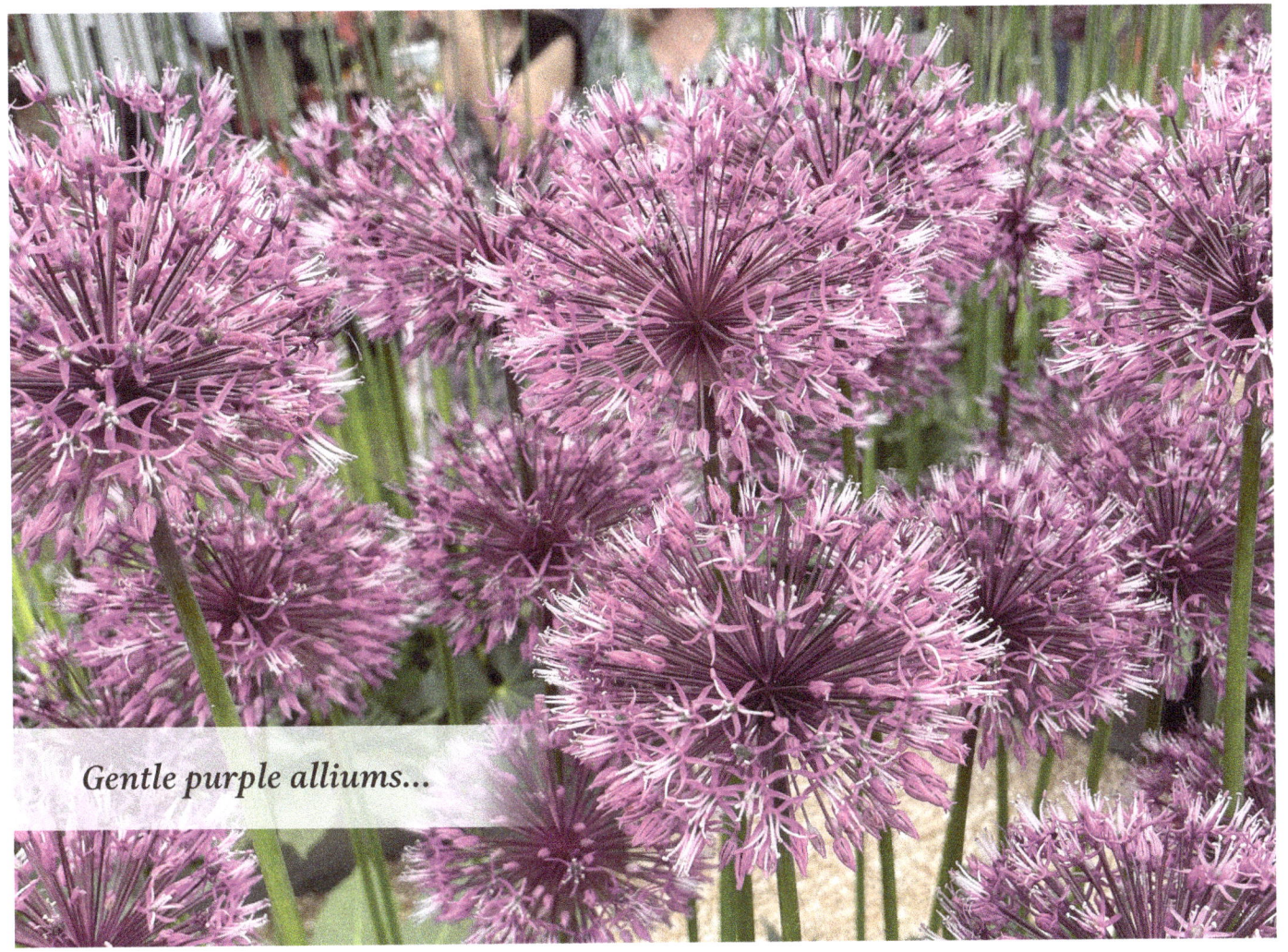

Gentle purple alliums...

MON	TUE	WED	THU	FRI	SAT	SUN
29	30	31	01	02	03	04
05	06	07	08	09	10	11
12	13	14	15	16	17	18
19	20	21	22	23	24	25
26	27	28	29	30	31	01
02	03	04	05	06	07	08

AUGUST

YOUR NOTES

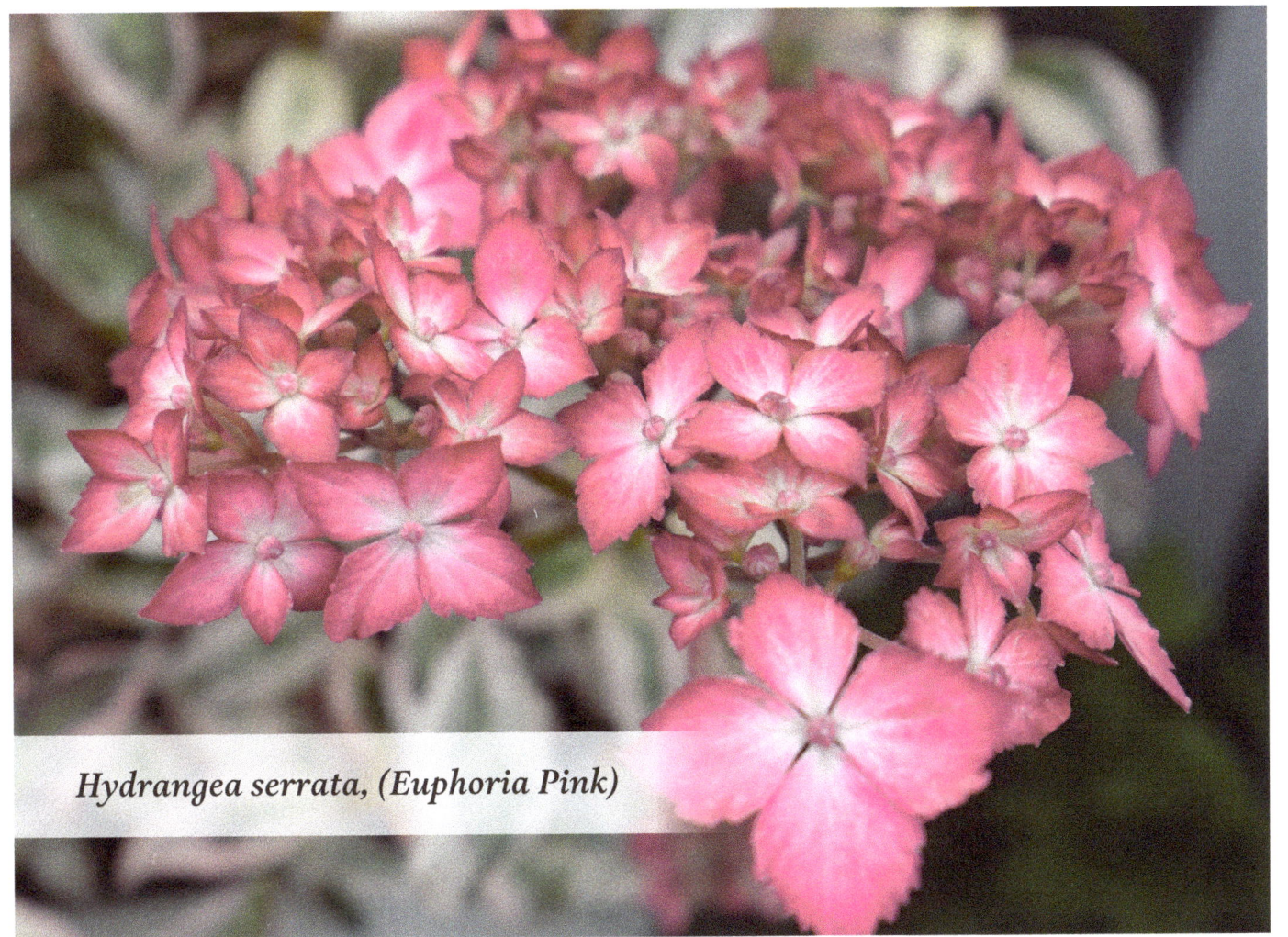

Hydrangea serrata, (Euphoria Pink)

MON	TUE	WED	THU	FRI	SAT	SUN
26	27	28	29	30	31	01
02	03	04	05	06	07	08
09	10	11	12	13	14	15
16	17	18	19	20	21	22
23	24	25	26	27	28	29
30	01	02	03	04	05	06

SEPTEMBER

YOUR NOTES

YOUR NOTES

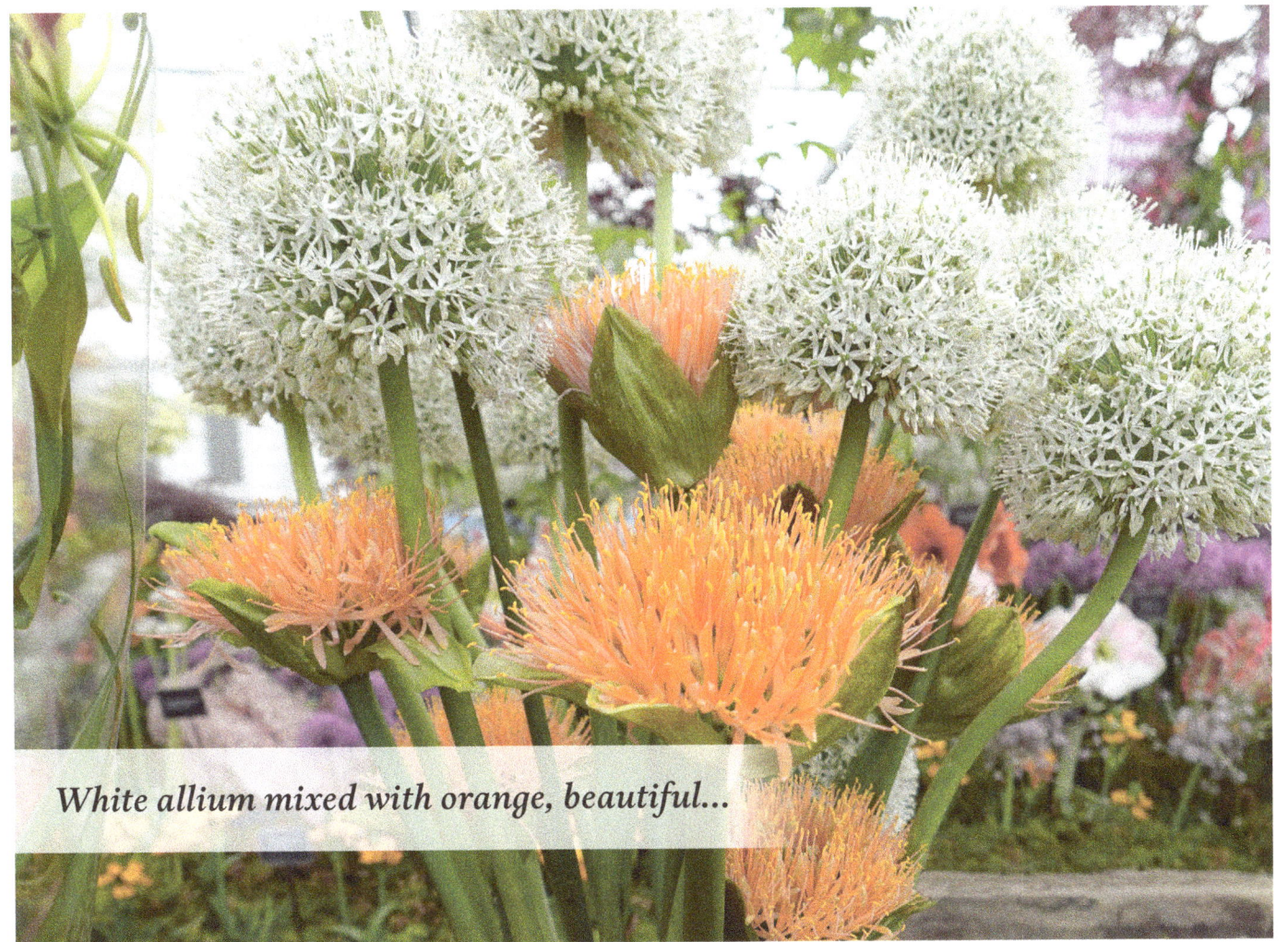

White allium mixed with orange, beautiful...

OCTOBER

MON	TUE	WED	THU	FRI	SAT	SUN
30	01	02	03	04	05	06
07	08	09	10	11	12	13
14	15	16	17	18	19	20
21	22	23	24	25	26	27
28	29	30	31	01	02	03
04	05	06	07	08	09	10

YOUR NOTES

YOUR NOTES

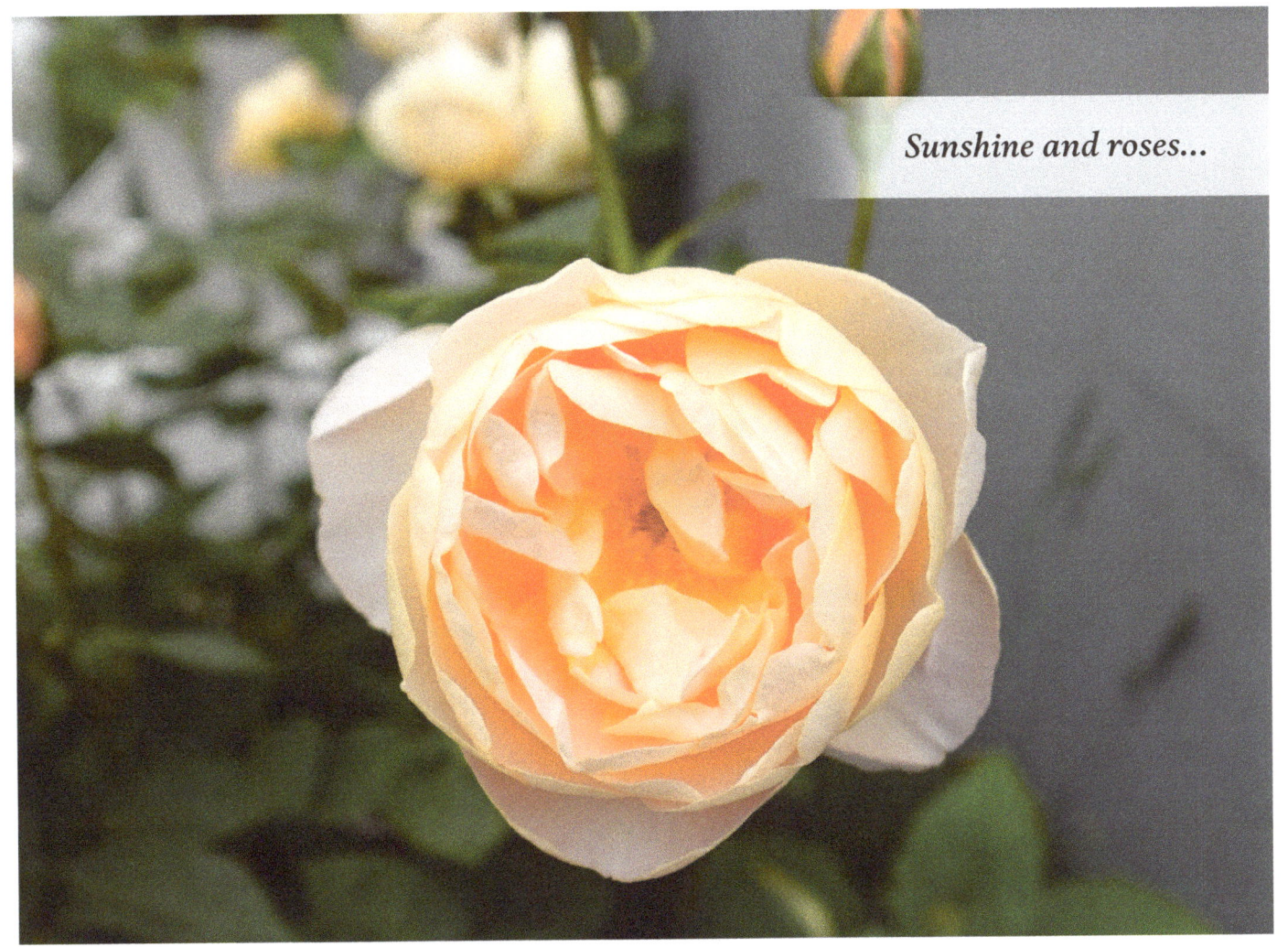

Sunshine and roses...

NOVEMBER

MON	TUE	WED	THU	FRI	SAT	SUN
28	29	30	31	01	02	03
04	05	06	07	08	09	10
11	12	13	14	15	16	17
18	19	20	21	22	23	24
25	26	27	28	29	30	01
02	03	04	05	06	07	08

YOUR NOTES

YOUR NOTES

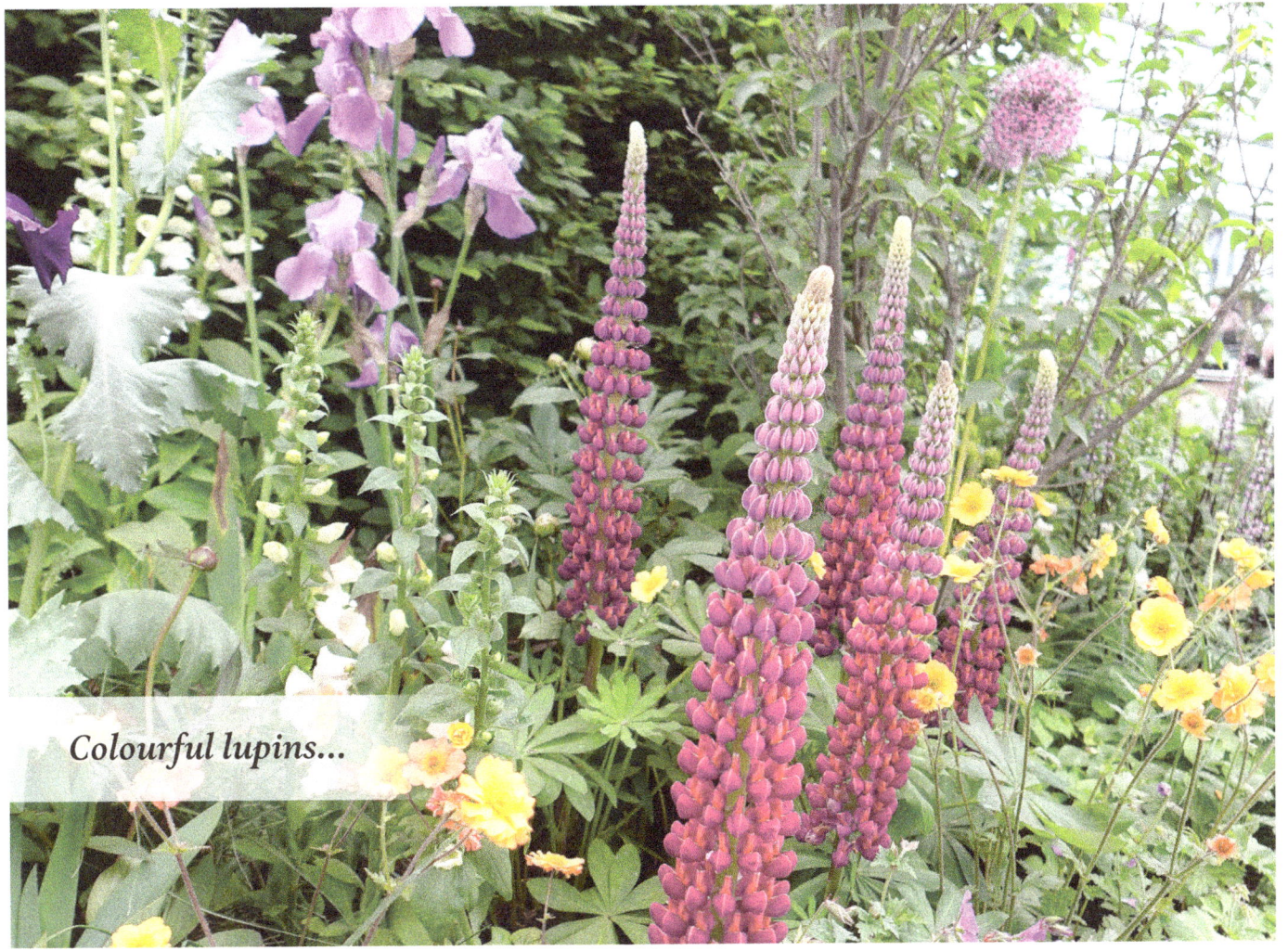

Colourful lupins...

DECEMBER

MON	TUE	WED	THU	FRI	SAT	SUN
25	26	27	28	29	30	01
02	03	04	05	06	07	08
09	10	11	12	13	14	15
16	17	18	19	20	21	22
23	24	25	26	27	28	29
30	31	01	02	03	04	05

YOUR NOTES

www.ingramcontent.com/pod-product-compliance
Lightning Source LLC
Chambersburg PA
CBHW040948020526
44107CB00087B/2894